K MURUGAVEL

Gestão científica da reprodução de vacas leiteiras

K MURUGAVEL

Gestão científica da reprodução de vacas leiteiras

Para a capacitação económica e o bem-estar social das mulheres rurais de Puducherry

ScienciaScripts

Imprint

Cover image: www.ingimage.com

This book is a translation from the original published under ISBN 978-3-659-77886-5.

Publisher:
Sciencia Scripts
is a trademark of
Dodo Books Indian Ocean Ltd. and OmniScriptum S.R.L publishing group

120 High Road, East Finchley, London, N2 9ED, United Kingdom
Str. Armeneasca 28/1, office 1, Chisinau MD-2012, Republic of Moldova, Europe
Managing Directors: Ieva Konstantinova, Victoria Ursu
info@omniscriptum.com

Printed at: see last page
ISBN: 978-620-8-37212-5

AGRADECIMENTOS

Agradecemos ao ***Dr. B. RAMESHKUMAR****, Reitor do Rajiv Gandhi Institute of Veterinary Education and Research (RIVER), Pondicherry, pelo início deste projeto e pelo rápido processamento das formalidades burocráticas para a conclusão do projeto.*

Gostaríamos também de agradecer ao ***Dr. M.S. Raju****, Professor e Diretor do Departamento de Ginecologia e Obstetrícia Veterinárias, ao* ***Dr. D. Antoine, do*** *Departamento de Ensino do Campus Clínico Veterinário, e ao* ***Dr. S. Kantharaj****, Professor Assistente do Departamento de Ginecologia e Obstetrícia Veterinárias, do Instituto Rajiv Gandhi de Educação e Investigação Veterinárias (RIVER), Pondicherry, pela sua valiosa orientação e sugestões durante o trabalho de investigação.*

Estamos gratos ao ***Departamento de Ciência, Tecnologia e Ambiente do*** *Governo de Pondicherry, que foi o principal responsável pela aprovação do projeto e pela disponibilização atempada dos fundos, de modo a permitir um funcionamento sem problemas.*

Os nossos sinceros agradecimentos a:

Dr. S. Chandran, *Cirurgião Veterinário, Dispensário Veterinário, Thiruchitrambalam, Tamilnadu*

Dr. K. Pritha, *Veterinary Assistant Surgeon (C), Minor Veterinary Dispensary, Karikalampakkam, Puducherry.*

Dr. R. Radja*, Cirurgião Veterinário Assistente, Dispensário Veterinário, Bahour, Puducherry*

Dr. M. Mohan, *Cirurgião Veterinário Assistente, Dispensário Veterinário, Sivaranthagam, Puducherry*

Dr. J. Thanislass*, Professor Associado e Diretor****, S. Venkatesh Perumal,***

Professor Assistente e **Dr. S. Barathiraja**, *Assistente de Ensino, Departamento de Bioquímica Veterinária, Instituto Rajiv Gandhi de Educação e Investigação Veterinária (RIVER), Pondicherry*

Dr. H.K. Mukhopadhyaya, *Professor e Diretor,* **Dr. P.X. Antony**, *Professor Associado* **e Dr. Mouttou Vivek Srinivas,** *Assistente de Ensino no Departamento de Microbiologia Veterinária*, *Instituto Rajiv Gandhi de Educação e Investigação Veterinária (RIVER), Pondicherry*

Sr. M. Martin Devarayar, Sr. R. Srinath, Srta. V. Valli e B. Vigneshwaran, *bolseiros de licenciatura, Instituto Rajiv Gandhi de Educação e Investigação Veterinária (RIVER), Pondicherry.*

Murugavel, K. Hemalatha, H.

LISTA DE ABREVIATURAS

%	Percent
° C	Degree Centigrade
AI	Artificial insemination
CIDR	Controlled Internal Drug Release
CL	Corpus Luteum
dL	Deci Liter
eCG	Equine Chorionic Gonadotropin
ELISA	Enzyme Linked Immuno sorbent Assay
g	Gram
GnRH	Gonadotropin Releasing Hormone
hCG	Human Chorionic Gonadotropin
hr	Hour
i.m.	Intramuscular
IU	International Unit
LH	Luteinizing Hormone
mg	Milli Gram
min	Minute
ml	Milli Liter
mm	Milli meter
n	Number
ng	Nano Gram
PGF2α	ProstaglandinF2 alpha
SE	Standard Error
µg	Micro Gram

ÍNDICE

I.INTRODUÇÃO.. 7

II.REVISÃO DA LITERATURA... 12

III.MATERIAIS E MÉTODOS.. 26

IV.RESULTADOS E DISCUSSÃO.. 33

V. CONCLUSÃO E RECOMENDAÇÕES............................ 41

VI.RELEVÂNCIA SOCIAL E UTILIDADE DO

PROJECTO.. 42

VII.REFERÊNCIAS.. 43

RESUMO

A produção leiteira contribui significativamente para a economia nacional e para o desenvolvimento socioeconómico do país. No entanto, a elevada incidência de reprodução repetida em vacas leiteiras foi identificada como um dos principais factores que dificultam a eficiência reprodutiva das vacas no pós-parto, conduzindo a perdas económicas substanciais para os produtores de leite. Várias tecnologias reprodutivas foram desenvolvidas e testadas com sucesso em explorações leiteiras organizadas, tanto em países desenvolvidos como na Índia. Este estudo teve como objetivo investigar o impacto dos métodos científicos de reprodução na eficiência reprodutiva de vacas leiteiras reprodutoras repetidas.

A experiência envolveu 92 vacas cruzadas de reprodução repetida, mantidas por mulheres agricultoras em diferentes regiões de Pondicherry. As vacas foram divididas aleatoriamente em seis grupos (um grupo de controlo e cinco grupos de tratamento). O grupo de controlo era constituído por 15 vacas reprodutoras repetidas inseminadas com sémen congelado no cio observado, sem qualquer tratamento. No Grupo I (n=15), as vacas foram inseminadas duas vezes em intervalos de 24 horas, com a primeira inseminação artificial (IA) a ocorrer no primeiro dia do cio, e receberam uma injeção intramuscular de 10 µg de buserelina (GnRH) no momento da primeira IA.

No Grupo II, as vacas receberam GnRH (10 µg i.m.) em qualquer dia do ciclo estral (Dia 0), seguido de uma dose luteolítica de PGF2a (500 µg i.m.) no Dia 7, uma segunda dose de GnRH (10 µg i.m.) 48 horas depois, e IA 16 horas após a segunda GnRH. O Grupo III foi tratado com duas doses de PGF2a em intervalos de 14 dias, seguidas do mesmo tratamento do Grupo II a partir de 12 dias após a segunda PGF2a. O Grupo IV recebeu o mesmo tratamento que o Grupo III, mas com um intervalo alargado entre a administração de PGF2α e o segundo tratamento com GnRH (de 48 horas para 56 horas), mantendo um intervalo de 16 horas entre o segundo GnRH e a IA. No Grupo V, foi administrado o mesmo tratamento que no Grupo IV, exceto que 1500 U.I. de hCG (Chorulon) foram administradas por via intramuscular em vez da segunda GnRH. Foram colhidas amostras de sangue de todos os animais no momento da IA e novamente seis dias após a IA para progesterona e estimativa bioquímica. Das 92 vacas, 36 ficaram prenhes, resultando numa taxa de conceção de 39,13%. O aumento da taxa de conceção pode ser atribuído aos tratamentos administrados antes da inseminação. As taxas de gravidez para os grupos de controlo e de tratamento foram as seguintes: controlo (20%), Grupo I (33,33%), Grupo II (46,10%), Grupo III (37,50%), Grupo IV (31,25%) e Grupo V (64,70%). Todos os grupos de tratamento apresentaram taxas de gravidez mais elevadas em comparação com o grupo de controlo, tendo o Grupo V atingido a taxa mais elevada. A administração de gonadotropina coriónica humana (hCG) melhorou significativamente a taxa de conceção em vacas reprodutoras repetidas.

Não foram observadas diferenças significativas nos níveis de proteína total e de colesterol entre vacas prenhes e não prenhes. No entanto, os níveis médios de colesterol foram de 136,40 mg/dL nas vacas prenhes e de 142,6 mg/dL nas vacas não prenhes. O nível sérico de cálcio foi significativamente mais elevado nas vacas prenhes (8,40 mg/dL) do que nas vacas não prenhes (7,40 mg/dL), tal como o nível sérico de fósforo (4,73 mg/dL nas vacas prenhes vs. 3,90 mg/dL nas vacas não prenhes). Embora a concentração sérica de progesterona no dia da IA fosse mais elevada nas vacas não grávidas em comparação com as vacas grávidas, foi significativamente elevada nas vacas grávidas ($P \leq 0,05$) no sexto dia após a IA.

Em conclusão, a hCG desempenhou um papel crucial no aumento dos níveis de progesterona no sexto dia após a IA, o que contribuiu para melhorar as taxas de conceção em vacas leiteiras reprodutoras repetidas. Esta investigação sugere que a implementação de uma gestão científica da reprodução em gado leiteiro pode melhorar o desempenho reprodutivo, beneficiando, em última análise, o estatuto económico dos proprietários de gado leiteiro. Dado que o gado é gerido principalmente por mulheres rurais, o aumento do potencial reprodutivo das vacas leiteiras conduzirá provavelmente à emancipação económica dessas mulheres.

I. INTRODUÇÃO

A produção leiteira desempenha um papel importante na economia nacional e no desenvolvimento socioeconómico do país. Desempenha também um papel significativo no complemento dos rendimentos familiares e na criação de emprego remunerado no sector rural, em especial para as mulheres, além de fornecer proteínas animais a milhões de pessoas (Ramkumar et al., 2004). A criação de gado leiteiro também fornece alimentos nutritivos baratos a milhões de pessoas. Além disso, como as vacas leiteiras são maioritariamente criadas por mulheres, especialmente em agregados familiares pobres, está intimamente ligada à capacitação económica e ao bem-estar social das mulheres rurais na região de Puducherry.

No entanto, verificou-se que a elevada incidência de problemas de infertilidade em vacas leiteiras é o principal fator de baixa eficiência reprodutiva em vacas leiteiras no pós-parto, o que causa grandes perdas económicas aos produtores de leite (Kandasamy et al., 2004). Uma proporção significativa de infertilidade nas vacas é atribuída a disfunção ovárica, baixa taxa de deteção de cio, baixa adoção de técnicas de diagnóstico de gravidez, etc. (Kandasamy et al., 2004).

Tendo em conta as grandes exigências em matéria de produção de vacas leiteiras, a vaca reprodutora repetida tem um impacto importante na economia do gado leiteiro. A vaca reprodutora repetida compreende um grupo heterogéneo de vacas subférteis, sem quaisquer anomalias anatómicas ou infecções do trato reprodutivo, que apresentam uma variedade de perturbações reprodutivas num padrão consistente durante o curso de 3 ou mais ciclos estrais consecutivos de duração normal (17-25 dias) (Ahmed et al., 2010).

A síndrome de repetição da reprodução (SRC) é um dos desafios reprodutivos mais críticos enfrentados nas explorações leiteiras, juntamente com outros problemas como o anestro, a retenção de placenta, a distocia, o aborto, o nadomorto, o corrimento vaginal purulento e o prolapso uterino. O impacto financeiro da síndrome das hemácias é frequentemente avaliado através de modelos que consideram factores como honorários veterinários, custos adicionais de sémen, despesas com tratamentos terapêuticos, custos de mão de obra, redução da produção de leite, diminuição da produção de vitelos, perdas por abate e substituição, intervalos de parto prolongados e mortalidade na exploração.

A etiologia da reprodução repetida em vacas leiteiras não é clara e é multifatorial. As causas potenciais da reprodução repetida incluem falhas na fertilização (29-41%), mortalidade embrionária (21-35%), secreção luteal defeituosa de progesterona e outros desequilíbrios hormonais, erros na deteção do cio, vários defeitos na função do esperma ou do óvulo e desequilíbrios nutricionais (Kim et al., 2007). Verificam-se enormes perdas económicas devido à elevada incidência (20-39%) de reprodução repetida (Nanda e Singh, 2008). A maioria dos estudos sobre o síndroma das hemácias centrou-se nas vacas leiteiras, uma vez que o seu maneio reprodutivo permite uma melhor monitorização dos animais, facilitando o acompanhamento dos sinais de cio e dos registos de inseminação. A subfertilidade em vacas reprodutoras repetidas (RBCs) pode ser atribuída a numerosos factores, não só de origem materna, mas também associados a defeitos no touro, tais como subfertilidade, anomalias anatómicas reprodutivas, má qualidade do sémen descongelado, baixa libido ou claudicação que conduz a dificuldades de monta e elevada dominância social de touros inférteis. Além disso, os erros de maneio, incluindo o momento ou o local incorrectos de deposição do sémen durante a inseminação artificial (IA) e a deteção inadequada do cio, podem contribuir para esta situação. Vários factores estão implicados na síndrome RBC, incluindo endometrite subclínica, deficiências nutricionais, comportamento anormal do cio, deteção incorrecta do cio, má gestão da IA e disfunções endócrinas. Sabe-se que desequilíbrios hormonais como níveis elevados de progesterona, dinâmica folicular anormal, ovulação atrasada e qualidade reduzida dos oócitos contribuem para a subfertilidade em novilhas reprodutoras repetidas. Estes problemas são ainda agravados por factores de risco como a idade, a paridade, a condição corporal, a produção de leite, as condições ambientais e os desequilíbrios durante os períodos peri e pós-parto. O desempenho reprodutivo ótimo das vacas depende de uma interação finamente equilibrada entre os padrões hormonais, a dinâmica ovárica, o comportamento do cio, a função uterina e o sucesso do acasalamento natural ou da IA. Vários factores endógenos no ovário, oviduto ou útero podem ter impacto na qualidade dos oócitos e dos embriões, influenciando significativamente a ocorrência de repetição da reprodução em vacas leiteiras. Assim, existe uma necessidade premente de adotar tecnologias para melhorar o desempenho reprodutivo das vacas leiteiras. Várias tecnologias reprodutivas foram desenvolvidas e testadas com sucesso em explorações leiteiras organizadas em países desenvolvidos (Murugavel et al., 2003) e na Índia (Murugavel et al., 2010). Uma recomendação comum para vacas reprodutoras repetidas é a inseminação artificial (IA) dupla com um intervalo de 24 horas. A IA dupla pode beneficiar as vacas com ovulação tardia (Wilcox e Pfau, 1958) ou a reprodução repetida devido a erros grosseiros na deteção do cio (O' Farrell et al., 1983). Taxas de conceção variáveis após IA dupla durante o período do cio (Stevenson et al., 1990) ou IA múltipla durante o cio. Por outro lado, vários autores usaram o análogo de GnRH para induzir a ovulação na IA (Sahu et al., 2014) para garantir uma fertilização bem-sucedida. Embora vários estudos tenham testado o efeito do GnRH administrado no momento da IA com resultados conflitantes (Stevenson et al., 1990), outros trabalhadores mostraram um aumento significativo na taxa de conceção quando o GnRH é administrado na inseminação em bovinos (Fukuda et al., 1984). Rodrigues et al. (2010) sugeriram que os problemas associados aos reprodutores repetidos podem ser eliminados pelo uso de protocolos hormonais concebidos para induzir o desenvolvimento folicular atempado, a ovulação e taxas de gravidez aceitáveis.

A sincronização do cio é a manipulação do processo reprodutivo para que as vacas possam ser criadas com fertilidade normal durante um intervalo curto e predefinido. Este controlo facilita a reprodução de duas formas: reduz e, em alguns casos, elimina o trabalho de deteção do cio e permite ao produtor programar a reprodução. Foram utilizados numerosos tratamentos hormonais para a sincronização do cio e da ovulação, a fim de melhorar os resultados em condições de reprodução repetida. Vários estudos examinaram o efeito da suplementação exógena de progestina na fertilidade de vacas leiteiras em lactação. O benefício da suplementação com progesterona em vacas leiteiras em lactação através de um programa de sincronização do estro foi demonstrado por Melendez et al. (2006). A administração de progesterona exógena melhorou a taxa de conceção em vacas leiteiras (Stevenson et al., 2006).

Com base nesta informação, desenvolvemos um programa de investigação com os seguintes **objectivos**

1. Estudar o efeito da criação científica na eficiência reprodutiva de vacas leiteiras reprodutoras repetidas.

2. Melhorar a sensibilização para a gestão da reprodução entre os produtores de leite rurais, especialmente as mulheres.

3. Divulgar a gestão científica da criação para obter melhores rendimentos económicos e, assim, gerar interesse no autoemprego através da criação de gado leiteiro para as secções social e economicamente desfavorecidas da sociedade, em particular, as mulheres rurais.

II. REVISÃO DA LITERATURA

Verificou-se que a elevada incidência de problemas de reprodução repetida em vacas leiteiras é o principal fator de baixa eficiência reprodutiva em vacas leiteiras no pós-parto, o que causa grandes perdas económicas aos produtores de leite (Kandasamy et al., 2004). Uma proporção significativa de infertilidade nas vacas é atribuída a disfunção ovárica, baixa taxa de deteção de cio, baixa adoção de técnicas de diagnóstico de gravidez, etc. (Kandasamy et al., 2004). A reprodução repetida é definida como uma situação em que os bovinos e as búfalas que têm ciclos estrais regulares, mas que não conseguiram engravidar após três ou mais reproduções, apesar de entrarem normalmente no cio e apresentarem sinais claros de cio, sem distúrbios reprodutivos clinicamente detectáveis (Ahmed et al., 2010).

O diagnóstico da síndrome de reprodução repetida é muitas vezes complexo e os métodos necessários para um diagnóstico exato podem ser proibitivamente caros numa base individual. Por exemplo, o diagnóstico da permeabilidade das trompas pode implicar a lavagem do útero ou a utilização de agentes de contraste ecodensos, enquanto a avaliação hormonal exige uma amostragem em série. Além disso, as vacas reprodutoras repetidas com elevado mérito genético podem ser candidatas à transferência terapêutica de embriões ou a programas de produção in vitro, mas estes animais apresentam frequentemente uma fertilidade comprometida. Dado o elevado custo destes procedimentos e as baixas taxas de sucesso reprodutivo, o seu impacto na rentabilidade da exploração pode não justificar tais intervenções. Assim, o diagnóstico e o tratamento de vacas reprodutoras repetidas devem ser cuidadosamente avaliados com base nas causas subjacentes.

A síndrome da reprodução repetida também deve ser considerada no contexto das tendências actuais relacionadas com o bem-estar animal e a sustentabilidade ambiental. Isto implica determinar o tempo de vida produtivo mais adequado para as vacas, considerando factores que vão para além da rentabilidade a nível da exploração. O aumento da eficiência reprodutiva oferece oportunidades para prolongar a vida produtiva das vacas, o que pode aumentar a rentabilidade e, ao mesmo tempo, melhorar a aceitação social da produção leiteira. Hoje em dia, as discussões vão para além das implicações económicas da infertilidade, incluindo as preocupações ambientais e de bem-estar animal associadas às vacas abertas. Estes factores influenciam as decisões relativas ao momento em que as vacas devem ser abatidas, incluindo a idade adequada para o abate. Embora o tempo de vida natural de uma vaca seja de cerca de 15-20 anos, as vacas leiteiras são normalmente mantidas nas explorações durante apenas 5-6 anos devido a pressões económicas. No entanto, esta prática entra em conflito com os objectivos de um sistema de produção sustentável.

Embora as vacas reprodutoras repetidas possam ter intervalos mais longos entre o parto e a conceção, levando a potenciais considerações de abate, os seus níveis de produção de leite também devem ser tidos em conta. Pode valer a pena manter as vacas leiteiras de alta produção durante períodos mais longos sem perdas económicas, em contraste com as vacas abertas de baixa produção. A manutenção destas vacas de alta produção proporciona mais oportunidades de conceberem, reduz a necessidade de abate, maximiza a produção de leite, prolonga a sua vida útil e bem-estar, e minimiza a necessidade de novilhas de substituição, reduzindo assim a pegada ambiental da exploração. Como já foi referido, os sistemas de produção responsáveis e sustentáveis não devem ser orientados apenas por factores económicos, e este debate mais amplo deve ser abordado.

Papel da endometrite subclínica na síndrome de reprodução repetida:

Numerosos estudos investigaram o papel da endometrite subclínica (SCE) no desenvolvimento do síndroma de repetição da procriação, tal como salientado em investigações recentes. Esta condição passa muitas vezes despercebida aos agricultores e técnicos, mas quando são implementados programas preventivos de rotina nas explorações, a SCE é frequentemente diagnosticada nas vacas afectadas. Na literatura, foram estabelecidos diferentes limiares de neutrófilos polimorfonucleares (PMN) para o diagnóstico de SCE em vacas. O Cytobrush e a lavagem uterina de baixo volume são métodos de diagnóstico comuns para a SCE, embora seja importante notar que os níveis de PMN diminuem durante o período pós-parto. Especificamente, é estabelecido um limiar de 18% de PMN para amostras colhidas entre 20-33 dias pós-parto, 10% de PMN entre 34-47 dias e 5% de PMN para vacas entre 21-62 dias pós-parto. Em contrapartida, as novilhas nulíparas têm um limiar muito mais baixo para a SCE, com apenas 1% de PMN. Em geral, muitos estudos recomendam a utilização de 5% de PMN como padrão de diagnóstico da SCE. Após a reprodução, as vacas apresentam uma resposta inflamatória pós-acasalamento mais fraca em comparação com outras espécies, e existe a hipótese de que um certo influxo de PMN para o útero imediatamente ou na primeira semana após a inseminação artificial (IA) possa ter benefícios fisiológicos para a conceção.

Defeitos anatómicos associados à síndrome de Repeat Breeder:

Defeitos oviductais, como estenose ou oclusão tubária, têm sido associados à síndrome de reprodução repetida em vacas. Essas condições impedem o movimento de oócitos e espermatozóides através dos ovidutos e, mesmo que ocorra a fertilização, a passagem do embrião para o útero torna-se difícil. Apesar destas anomalias oviductais, as vacas mantêm normalmente uma duração normal do ciclo estral. Em alguns casos, esses problemas podem ser resolvidos espontaneamente. O diagnóstico da permeabilidade oviductal é um desafio, mas foram utilizados vários métodos em estudos, incluindo exames em matadouros, agentes de contraste ultra-sónicos e a utilização de corantes (como a fenol-sulfonftaleína) ou grânulos (como o amido). A inflamação tubária, frequentemente associada à endometrite, diminui a motilidade dos espermatozóides e prejudica a interação espermatozoide-oviduto. Pode também perturbar o transporte do embrião devido à acumulação de muco e à redução da frequência dos batimentos ciliares no oviduto. A investigação indica que aproximadamente 20% dos casos de reprodução repetida envolvem oclusão ou estenose bilateral do oviduto, enquanto que os defeitos unilaterais são encontrados em 24% das vacas, sublinhando a importância destes defeitos no desenvolvimento da síndrome de reprodução repetida.

Desequilíbrio hormonal:

Os desequilíbrios hormonais, como a insuficiência lútea, têm sido fortemente implicados como causa da síndrome de reprodução repetida, particularmente em relação à mortalidade embrionária. Níveis baixos de progesterona durante os primeiros 8 dias após o cio foram associados ao síndroma da reprodução repetida. Estudos sobre o impacto da suplementação com progesterona após a inseminação artificial (IA) demonstraram resultados positivos quando administrada entre os dias 5 e 19 após a IA. Esta suplementação apoia o período crítico do início da gestação durante a primeira semana após a IA, promove o crescimento do embrião e mantém níveis elevados de progesterona até à fixação do córion e do endométrio.

Assim, existe uma necessidade premente de adotar tecnologias para melhorar o desempenho reprodutivo das vacas leiteiras. Várias tecnologias reprodutivas foram desenvolvidas e testadas com sucesso em explorações leiteiras organizadas em países desenvolvidos (Murugavel et al., 2003) e na Índia (Murugavel et al., 2010).

A sincronização do cio implica a manipulação do ciclo estral ou a indução do cio para que uma grande percentagem de um grupo de fêmeas entre em cio num período curto e pré-determinado (Odde, 1990). Na sincronização do cio, foram registadas melhores taxas de conceção após a I.A. no cio detectado, em comparação com a I.A. cronometrada, devido a variações no momento da ovulação (Archbald et al., 1992). O fator mais importante, talvez, seja a fase do ciclo estral no início do tratamento. Para sincronizar o momento da ovulação num curto período de tempo, de modo a permitir a inseminação cronometrada sem comprometer as taxas de conceção, foram desenvolvidos vários tratamentos hormonais (Gordon, 1996).

Foram registados desequilíbrios hormonais e eventos reprodutivos assíncronos, como o atraso no pico de LH e a progesterona subluteal durante o diestro, em vacas reprodutoras repetidas (RBC). Consequentemente, o controlo do ciclo estral e dos eventos ovulatórios é frequentemente recomendado como tratamento. Protocolos terapêuticos para inseminação artificial em tempo fixo (IATF) que sincronizam a ovulação, como o Ovsynch, ou protocolos de pré-sincronização como o Double Ovsynch ou o G6G, ganharam popularidade para alcançar altas taxas de fertilidade em vacas de primeiro serviço pós-parto. Esses tratamentos ajudam a regular os eventos ovulatórios, garantindo o crescimento folicular adequado, a ovulação e a formação do corpo lúteo (CL). Quando aplicados aos RBCs, estes protocolos podem melhorar os resultados reprodutivos, resultando em taxas de conceção de cerca de 50-60%, embora sejam necessários estudos adicionais.

Tratamento hormonal

Outros protocolos baseados na suplementação com progesterona também se revelaram eficazes. Por exemplo, um tratamento que envolve estradiol, PGF2α e GnRH, preparado com progesterona, que melhorou a deteção do cio e aumentou os níveis de progesterona no plasma. Além disso, a combinação de GnRH, progesterona e meloxicam demonstrou aumentar as taxas de conceção e gravidez em RBCs em mais de 10%. Os protocolos que utilizam uma abordagem FTAI de 7 dias têm conseguido tratar com sucesso a ovulação retardada e a anovulação, levando a folículos pré-ovulatórios maiores e a taxas de gravidez mais elevadas. Nomeadamente, as vacas com um CL superior a 15 mm no início do tratamento tendem a atingir uma fertilidade mais elevada. No entanto, factores como um pico de produção de leite elevado, proteína do leite elevada, maior paridade, períodos de lactação prolongados, índice de temperatura-humidade elevado e períodos secos curtos podem ter um impacto negativo nos resultados de fertilidade após estes tratamentos. Outro tratamento para superar a síndrome de reprodução repetida (RBC) envolve a administração de HCG (1500 UI IM) nos dias 4 e 6 após a inseminação artificial cronometrada (TAI). Esta abordagem tem como objetivo reduzir a perda de embriões que ocorre por volta dos dias 6-8 após a IAT, aumentando o interferão tau e/ou aumentando os níveis de progesterona. Isto pode melhorar a função do corpo lúteo primário (CL) ou induzir a formação de um CL acessório. Além disso, a monitorização do tamanho do folículo e da vascularização do maior folículo e da artéria uterina no início do tratamento pode ajudar a prever a resposta ovárica em RBCs, sendo que uma maior vascularização está associada a melhores resultados. O momento da inseminação também é fundamental. Foram observadas taxas de gravidez mais elevadas em RBCs quando se utiliza a administração dupla de IA e GnRH. Muitos estudos destacam os efeitos positivos da GnRH na altura da IA, sugerindo que pode melhorar as taxas de gravidez de uma forma dependente da dose, influenciando a libertação de progesterona e o momento da ovulação. A melhoria estimada da taxa de gravidez varia entre 18% e 50%, o que indica que os distúrbios ovulatórios contribuem frequentemente para a síndroma de RBC. No entanto, alguns estudos não registaram efeitos significativos.

Recentemente, a utilização de doses simples e duplas de dephereline, um análogo da GnRH, foi explorada em hemácias nos dias 5-7 após a IA. Foi demonstrado que uma dose dupla (250 µg) aumenta as taxas de gravidez e melhora a sobrevivência dos embriões. As evidências sugerem que a administração de agonistas da GnRH a hemácias entre 7 e 14 dias após a IA estimula o desenvolvimento de um segundo CL e aumenta a sobrevivência do embrião, levando a um aumento significativo das taxas de gravidez (em 11 pontos percentuais em comparação com o grupo de controlo).

Protocolo Ovsynch (TAI)

Para sincronizar a ovulação num curto período de tempo e permitir a inseminação cronometrada no regime de GnRH-prostaglandina, foi incluída uma dose de GnRH 48 horas (Pursley et al., 1995) após o tratamento com prostaglandina. A eficácia da segunda dose de GnRH 48 horas após o tratamento com prostaglandina para sincronizar o momento da ovulação foi estabelecida para vacas leiteiras (Pursley et al., 1995). Uma segunda dose de GnRH administrada 48 horas após a injeção de PGF2α melhora a precisão da ovulação durante um período de 8 horas de 24 a 32 horas após esta segunda dose de GnRH.

O sucesso desta adição ao regime padrão combinado de GnRH-prostaglandina em bovinos leiteiros deu origem ao protocolo Ovsynch ou inseminação artificial cronometrada (TAI) recentemente desenvolvido, que permite uma IA bem sucedida em tempo fixo sem necessidade de deteção de cio (Pursley et al.,1995). Neste protocolo de sincronização do cio com inseminação cronometrada, as taxas de gravidez foram semelhantes às das vacas inseminadas no cio detectado (Burke et al., 1996). A taxa de conceção do protocolo Ovsynch em vacas leiteiras em lactação foi de 29-35% (Pursley et al., 1998; Stevenson et al., 1999). No entanto, há escassez de literatura sobre a taxa de conceção do Ovsynch em vacas reprodutoras repetidas.

Protocolo Ovsynch-56

Num estudo preliminar, Peters et al. (1999) examinaram o efeito do atraso da segunda GnRH na sincronia da ovulação em vacas leiteiras submetidas a um Ovsynch de 7 dias e concluíram que a administração de GnRH entre 56 e 60 h após a administração de PGF2α resultou na sincronia mais estreita da ovulação. Brusveen et al. (2008) avaliaram a alteração do momento da segunda injeção de GnRH e da IA durante o Ovsynch em vacas leiteiras em lactação e observaram que a P/AI era inferior nas vacas que receberam GnRH às 48 h do que nas que receberam GnRH às 56 h e foram inseminadas 16 h mais tarde. Bahrami et al. (2012) compararam a taxa de conceção do Ovsynch-48 e do Ovsynch-56 em vacas leiteiras e registaram uma taxa de conceção mais elevada para o Ovsynch-56 (32 %) do que para o Ovsynch-48 (22 %).

Influência da pré-sincronização na taxa de sucesso

No entanto, verificou-se posteriormente que o sucesso do programa Ovsynch depende da fase do ciclo estral em que a primeira dose de GnRH é administrada (Moreira et al., 2000). Verifica-se uma redução da fertilidade em bovinos leiteiros quando o protocolo Ovsynch é iniciado durante as fases folicular e lútea tardia do ciclo estral (Moreira et al., 2000) e as taxas de gestação são aumentadas quando as vacas cíclicas são pré-sincronizadas com duas doses de prostaglandinas administradas com 14 dias de intervalo e iniciadas no programa Ovsynch na fase inicial do diestro (Moreira et al., 2001).

Papel da gonadotropina coriónica humana (hCG) no programa de sincronização do cio

A GnRH e a hCG têm efeitos semelhantes no ovário (Rajamahendran e Sianangama, 1992), mas a hCG actua independentemente da glândula pituitária. A hCG reduziu a ocorrência de um cio precoce entre as vacas, o que é desejável para um protocolo de inseminação temporizado (Geary et al., 2001). Uma injeção de hCG administrada no momento da reprodução na vaca pode melhorar a viabilidade do embrião e, por conseguinte, a fertilidade (Khan et al., 2003). A eficácia da hCG na indução da ovulação e na formação de um CL funcional foi descrita por vários autores (Schmitt et al., 1996). Roy e Prakash (2009) registaram concentrações mais elevadas de progesterona no sangue durante a gravidez. O tratamento com gonadotrofina coriónica humana (hCG) em vacas (Rajamahendran e Sianangama, 1992) tem sido associado a um número elevado de células luteais grandes e a uma redução concomitante do número de células luteais pequenas, acompanhada de um aumento da progesterona sérica. A fase lútea inicial induz a formação de corpos lúteos acessórios e aumenta a área de superfície e o volume do CL (Santos et al., 2001). As células lúteas também se tornam maiores e as concentrações séricas de progesterona aumentam em resposta à hCG, principalmente devido à secreção pelos CL acessórios, mas também através da estimulação dos CL espontâneos (Rajamahendran e Sianangama 1992).

Factores de risco associados à síndrome do criador repetido.

Existem muitos factores que influenciam a incidência da síndrome das hemácias.

Idade do animal:

Numerosos estudos demonstraram que a probabilidade de as vacas se tornarem reprodutoras repetidas (RBCs) aumenta com a idade. Este facto é frequentemente atribuído à diminuição da qualidade dos oócitos causada por desequilíbrios endócrinos e pela diminuição da reserva ovárica. As vacas mais velhas tendem a apresentar deficiências na libertação de hormonas hipotalâmicas ou hipofisárias, como a LH e a FSH, juntamente com uma resposta ovárica reduzida. O efeito da idade pode também estar relacionado com a acumulação de perturbações ou patologias reprodutivas ao longo do tempo. No entanto, a idade típica de abate de cerca de 6 anos não está normalmente associada à infertilidade, que é mais comum em vacas mais velhas. Em geral, a maior incidência da síndroma das hemácias em vacas mais velhas está frequentemente associada a problemas pós-parto, como a febre vitular, a distocia ou a retenção da placenta. Os estudos mostram consistentemente uma associação significativa entre a idade e o aumento da incidência da síndrome das hemácias.

Paridade:

Vacas com três ou mais partos são mais propensas à síndrome de RBC. Cada parto representa um risco, uma vez que a atividade reprodutiva pode ser afetada por complicações como a distocia, cesarianas, retenção de membranas fetais ou doenças pós-parto, que podem levar a falhas reprodutivas nos ciclos estrais subsequentes. O período periparto também é crítico para a imunossupressão em vacas, aumentando sua vulnerabilidade. Pesquisas recentes em bovinos de corte mostraram que vacas com múltiplos ciclos repetidos têm maior probabilidade de lutar para conceber em futuras parições, particularmente aquelas que requerem quatro ou mais inseminações. No entanto, alguns estudos não encontraram uma ligação significativa entre paridade e síndroma das hemácias.

Condições ambientais:

O stress térmico e a humidade são os principais factores que contribuem para a redução da fertilidade e para o desenvolvimento da síndrome de RBC. As temperaturas elevadas perturbam a dinâmica folicular ovariana normal, prejudicando a dominância folicular, encurtando os ciclos estrais e reduzindo a competência dos oócitos. Estes efeitos levaram à sugestão de utilizar a transferência de embriões para atenuar o stress térmico. Durante o verão, as hemácias apresentam temperaturas corporais mais altas e maior fragmentação dos blastocistos, indicando maior sensibilidade ao calor. O stress térmico também tem sido associado a uma diminuição do ADN mitocondrial nos oócitos e a um aumento da apoptose. As raças autóctones, que estão mais bem adaptadas às condições climáticas locais e que, frequentemente, têm menores exigências em termos de produção de leite, tendem a registar menos desequilíbrios reprodutivos e uma menor incidência da síndrome das hemácias.

Anomalias do periparto:

O período periparto é uma altura crítica para as vacas, uma vez que envolve alterações fisiológicas súbitas que podem ter um impacto negativo na função imunitária. As alterações hormonais e metabólicas, frequentemente associadas ao balanço energético negativo (NEB), prejudicam a função das células imunitárias, deixando as vacas susceptíveis a infecções durante o período de transição. Condições como metrite, distócia, retenção de membranas fetais e distúrbios metabólicos são comumente observados e estão intimamente associados à síndrome RBC. A condição também se repete ao longo das lactações, o que torna crucial minimizar os fatores de risco para reduzir sua incidência. O atraso no cio após o parto, potencialmente causado por um NEB prolongado, também pode contribuir para a síndrome das hemácias.

Estado da carroçaria:

As vacas com escores de condição corporal (ECC) mais baixos, particularmente aquelas com um escore abaixo de 2,5, apresentam uma maior prevalência de subfertilidade em comparação com vacas com escores mais altos. O NEB em vacas com baixo ECC perturba o equilíbrio hormonal, levando a falhas de fertilização e perdas embrionárias precoces. Esta condição é frequentemente acompanhada por perda de peso corporal e deficiências em nutrientes essenciais, como proteínas, minerais, vitaminas e energia.

Rendimento leiteiro:

As vacas com elevada produção de leite, especialmente aquelas com elevado mérito genético, correm um maior risco de falha reprodutiva devido às exigências nutricionais e metabólicas significativas necessárias para uma elevada produção de leite. O aumento do número de dias até ao pico de produção de leite em vacas primíparas está relacionado com a síndrome das hemácias, provavelmente devido ao stress relacionado com a nutrição, o maneio ou a doença durante a primeira lactação. O alto teor de gordura e proteína no leite também está correlacionado com uma maior probabilidade de falha na conceção, possivelmente devido à mobilização de gordura. Além disso, as vacas de alta produção têm um metabolismo aumentado do estradiol e da progesterona, o que prejudica a expressão do cio e o estabelecimento da gravidez.

Gestão da reprodução:

A utilização de inseminação artificial (IA) está associada a uma maior prevalência de síndroma de hemácias em comparação com o acasalamento natural. Tal pode dever-se a erros humanos, como técnicas de inseminação inadequadas, deficiente deteção do cio ou momento incorreto. Embora a cobrição natural evite alguns destes problemas, comporta outros riscos, como problemas de qualidade do sémen ou a transmissão de doenças venéreas. A IA realizada muito cedo após o parto também aumenta a probabilidade de síndrome das hemácias. Estudos mostram que as hemácias que são inseminadas duas vezes durante o cio ou que recebem GnRH no momento da IA apresentam melhores taxas de conceção. Não há provas, no entanto, de que o reprodutor utilizado para a cobrição natural influencie a incidência da síndrome das hemácias.

Tamanho do efetivo e sistema de produção:

O síndroma de repetição da reprodução é mais prevalente em sistemas de produção extensivos e semi-extensivos e em efectivos médios a grandes. As manadas mais pequenas permitem normalmente uma deteção mais precisa do cio, assegurando que a IA é realizada no momento ideal. Além disso, os criadores de rebanhos mais pequenos podem responder a problemas de parto mais rapidamente, reduzindo o risco de complicações reprodutivas que podem aumentar a incidência da síndrome de reprodução repetida.

Proteínas totais e colesterol séricos na reprodução

O baixo nível de proteínas séricas pode causar deficiência de certos aminoácidos necessários para a síntese de proteínas no organismo. O nível normal de proteínas totais em bovinos foi registado como sendo de 7,3 a 9,2 g/dl (Bharadwaj et al., 2010). Um baixo nível de proteínas totais pode provocar perturbações hormonais nos animais, levando à inatividade dos ovários (Roberts, 1986). O baixo nível de proteínas plasmáticas resulta numa deficiência de aminoácidos necessários para a biossíntese das gonadotrofinas e das hormonas gonadais (Vohra et al., 1995). Em vacas reprodutoras repetidas, Dutta et al. (1991) registaram níveis significativamente mais baixos de proteínas séricas totais. Uma relação positiva entre níveis mais elevados de proteínas no sangue e a taxa de fertilidade das vacas foi registada por Arzumanjan e Dorotjuk (1964). O colesterol é um precursor da esteriodogénese ovárica e das hormonas esteróides (Singh et al., 2012). Amle et al., (2014) relataram o nível de colesterol de 201,46 mg/dl em vacas cíclicas normais. Várias literaturas mostraram que os níveis de colesterol sérico total eram mais baixos em vacas reprodutoras repetidas em comparação com vacas cíclicas normais (Khan et al., 2010). Nair et al. (1987) registaram uma correlação positiva entre o nível de colesterol total e a taxa de fertilidade em vacas cruzadas em condições indianas.

Cálcio e fósforo séricos na reprodução

A falha reprodutiva pode ser induzida por deficiências ou desequilíbrios de macro e micro minerais (Hidiroglou, 1979). Também é referido que os macro minerais como o cálcio e o fósforo são essenciais para o crescimento e a reprodução e estão envolvidos num grande número de processos fisiológicos e biossintéticos no corpo (Hurley et al., 1980). A deficiência ou as proporções perturbadas destes minerais resultam em hipofunção ovárica (Dhoble e Gupta, 1986), o que pode muito bem refletir-se em níveis sanguíneos mais baixos dos mesmos. Os macro-minerais que são de particular importância são o cálcio e o fósforo. As vacas reprodutoras repetidas tinham concentrações sanguíneas de cálcio e fósforo significativamente mais baixas do que as vacas com fertilidade normal (Rupde et al., 1993). Burle et al. (1995) referiram que as concentrações de cálcio e de fósforo eram significativamente mais elevadas em vacas ciclando do que em vacas reprodutoras repetidas e em vacas em anestro. Vários estudos documentaram o papel do fósforo na regulação da fertilidade em vacas leiteiras (Ahmet et al., 2008). Eltohammy et al. (1989) concluíram que níveis baixos de cálcio e fósforo no soro estavam associados à infertilidade.

Progesterona sérica no momento do cio

Wiltbank et al. (2012) relataram que altas concentrações circulantes de progesterona perto da IA demonstraram ser prejudiciais à fertilidade em gado leiteiro, mas os mecanismos fisiológicos subjacentes que reduzem a fertilidade não são bem compreendidos. Perto do momento da IA, é fundamental que as concentrações de progesterona estejam abaixo de um valor crítico, que parece ser de cerca de 0,4 ng/ml. Birnie et al. (1997) opinaram que a taxa de conceção em vacas após o cio induzido estava positivamente correlacionada com a concentração plasmática de progesterona durante os dias anteriores à luteólise. Ezhilarasan, (2011) relatou que a taxa de prenhez foi maior (64,4 %) em vacas que tinham concentração de progesterona < 0,35 ng/ml em comparação com vacas que tinham concentração de progesterona entre
0,35 a < 1 ng/ml (28,57 %) e ≥ 1 ng/ml (0 %) na altura da IA.

Progesterona sérica durante a fase lútea inicial

A insuficiência de progesterona durante a pós-IA foi referida como uma das razões para a baixa taxa de conceção em bovinos (Britt e Holtans, 1988). A baixa concentração de progesterona durante a fase lútea inicial reduz a taxa de conceção, uma vez que as concentrações de progesterona após a IA estão positivamente associadas à maturidade e funcionalidade do embrião (Garret et al., 1988), o que é fundamental para inibir a luteólise e manter a gravidez (Mann et al., 2001). O estabelecimento e a manutenção da gestação e o crescimento embrionário em bovinos estão relacionados com a capacidade do CL de secretar progesterona (Estergreem et al., 1968). Vasconceles et al. (1999) registaram um nível médio de concentração de progesterona de 2 ng/ml nos dias 5-9 do ciclo estral em vacas leiteiras, enquanto Shukla et al. (2000) registaram um nível normal de concentração de progesterona sérica de 2,04 ng/ml no dia 11 do ciclo estral em vacas reprodutoras repetidas.

III. MATERIAIS E MÉTODOS

Animais

Foram utilizados neste estudo noventa e dois bovinos cruzados de raça repetida mantidos em diferentes áreas da região de Pondicherry (latitude 11,59ºN, longitude 79,50ºE). As diferentes aldeias foram selecionadas na comuna de Nettappakkam, na comuna de Bahour, na comuna de Ariyankuppam, na comuna de Oulgarat e na comuna de Villianur. Alguns bovinos que frequentavam a enfermaria de ginecologia do Teaching Veterinary Clinical Campus, Rajiv Gandhi Institute of Veterinary Education and Research, Pondicherry, foram também incluídos no estudo como grupo de controlo. No presente estudo, foram incluídas vacas com ciclos estrais e períodos de cio normais ou quase normais, sem irregularidades anatómicas detectáveis e que foram reproduzidas três ou mais vezes com sémen congelado de um touro fértil, mas que não conseguiram conceber. As vacas foram alojadas em estábulos e deixadas a mamar durante 30 a 40 segundos antes de serem ordenhadas à mão duas vezes por dia. As vacas eram alimentadas com rações mistas e podiam pastar durante 3 a 4 horas por dia, com acesso contínuo a água. A temperatura ambiente ao longo do ano variou entre 24°C e 32°C. No início do tratamento, o mesmo veterinário atribuiu-lhes um índice de condição corporal (ECC), utilizando uma escala de cinco pontos, em que 1 indicava muito magro e 5 indicava obeso. Apenas os búfalos com um ECC entre 2 e 3,5 foram incluídos no estudo. Foram feitos esforços para minimizar as variações no estado geral de saúde dos animais, assegurando que qualquer falha na ovulação ou conceção pudesse ser atribuída a outros factores que não as condições clínicas.

Antes do início do percurso, a história relativa ao desempenho reprodutivo foi registada num questionário (incluído em anexo). Foi efectuado um exame rectal a todas as vacas para excluir a possibilidade de gravidez e quaisquer outros problemas ginecológicos. Os bovinos com anomalias patológicas no trato reprodutivo não foram incluídos no rastreio. Os animais com descargas genitais anormais detectáveis à palpação por via rectal durante o período de tratamento não foram incluídos na população do estudo. Vacas com outras condições clínicas detectadas durante o curso do estudo, como mastite, claudicação e distúrbios digestivos, também foram retiradas do programa.

Tratamentos

Os bovinos foram divididos aleatoriamente em seis grupos (um grupo de controlo e cinco grupos de tratamento), como se indica a seguir.

GRUPO	TRATAMENTO	NÚMERO DE BOVINOS
Controlo	IA no cio observado sem qualquer tratamento (Controlo)	15
Grupo I	IA e Inj. GnRH no cio observado	15
Grupo II	Protocolo Ovsynch	13
Grupo III	Pré-sincronização seguida de Ovsynch	16
Grupo IV	Pré-sincronização seguida de Ovsynch 56	16
Grupo V	Pré-sincronização seguida de Ovsynch 56 com hCG	17
Total		92

Quinze vacas reprodutoras repetidas foram inseminadas com sémen congelado no cio observado, sem qualquer tratamento, e foram utilizadas como grupo de controlo. No Grupo-I (n=15), os animais foram inseminados duas vezes com um intervalo de 24 horas, com a primeira IA no primeiro dia do cio. Receberam também uma injeção intramuscular de 10 µg de buserelina (análogo da hormona libertadora de gonadotropina) (GnRH) (Receptal Vet, MSD Animal Health, Pune) na altura da primeira IA. Os animais do Grupo-II foram tratados com GnRH (10 µg i.m.) em qualquer dia do ciclo estral (Dia 0) seguido de uma dose luteolítica de PGF2a (500 µg i.m.; Pregma, Intas Pharmaceuticals Ltd, Ahmedabad) no Dia 7, uma segunda dose de GnRH (10 µg i.m.) 48 horas e AI 16 horas após o segundo GnRH.Os animais do Grupo-III foram tratados com dois PGF2a com 14 dias de intervalo e repetindo o tratamento como no Grupo-II a partir de 12 dias após o segundo tratamento com PGF2a. Os animais do Grupo-IV receberam o mesmo tratamento que os do Grupo-III, com uma ligeira modificação, ou seja, o tempo entre a administração de $PGF_{2\alpha}$ e o segundo tratamento com GnRH foi prolongado de 48 h para 56 h, mantendo-se o intervalo de 16 h entre o segundo GnRH e a IA. Os animais do Grupo-V receberam o mesmo tratamento que os do Grupo-IV, exceto que, em vez do segundo GnRH, foram administradas 1500 UI de hCG (Chorulon, MSD Animal Health, Pune) por via intramuscular.

Treatment schedule

Group-I:

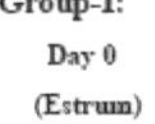

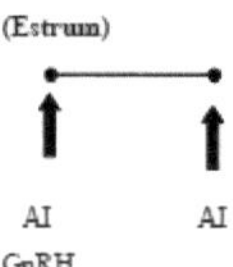

Group-II:

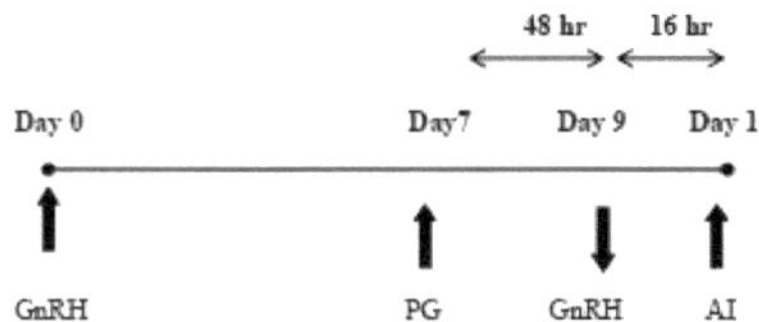

Group-III:

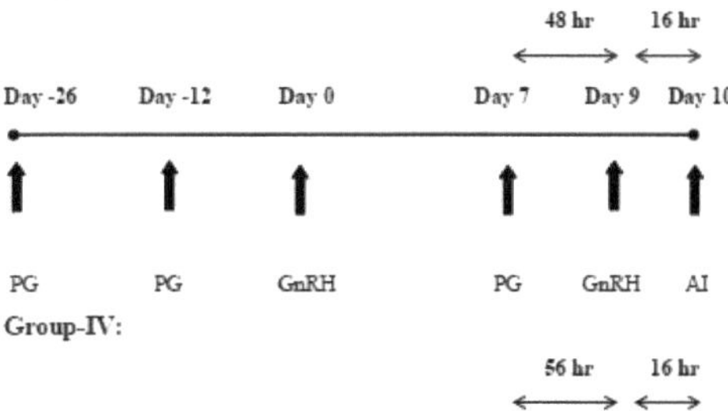

Group-IV:

56 hr

16 hr

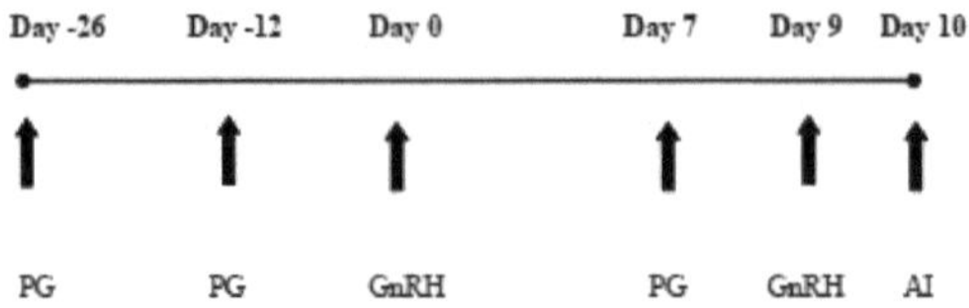

Group-V:

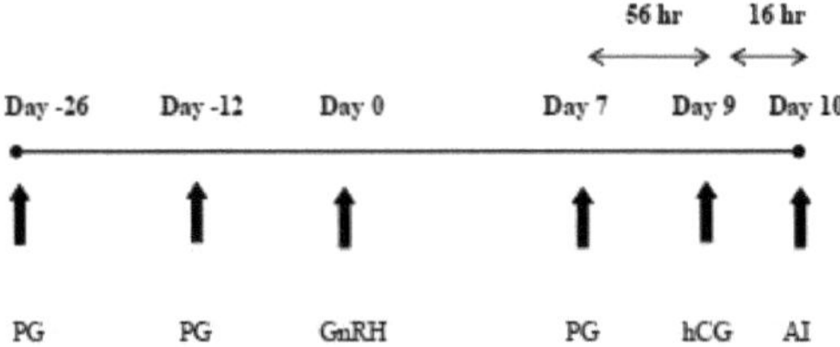

Blood collection schedule for progesterone estimation

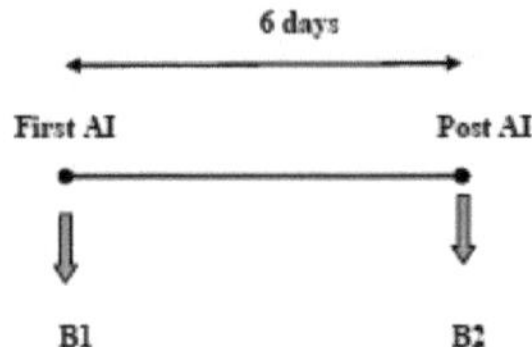

Exame ginecológico:

45 dias após a IA, foi efectuado um exame ginecológico por palpação rectal em todas as vacas para avaliar o estado de gestação. A gestação foi diagnosticada por palpação do alantocorão no reto. A taxa de conceção foi definida como o número de vacas prenhes após a primeira IA, em percentagem do número total de vacas de cada grupo.

Todos os animais que voltaram ao cio após a IA foram reinseminados sem qualquer tratamento. Estas vacas foram submetidas a um diagnóstico de gravidez 45 dias após a segunda IA e a taxa de conceção após a segunda IA foi também calculada.

Análise da progesterona

Foram obtidas amostras de sangue de todos os animais na altura da IA e numa segunda recolha 6 dias após a IA. O sangue foi colhido da veia jugular para tubos vazios estéreis. Foi conservado no frigorífico durante a noite e o soro foi separado por centrifugação e armazenado a -20 C até ser analisado. A progesterona foi determinada utilizando o kit ELISA para a progesterona (LDN -Labor Diagnostika Nord GmbH & Co. KG, Alemanha). A concentração de progesterona no soro foi expressa em nanogramas por mililitro (ng/ml).

Análise estatística:

O desempenho reprodutivo global dos cinco grupos de tratamento foi avaliado através do teste do Qui-quadrado. Os valores são expressos como média ± erro padrão (E.P.).

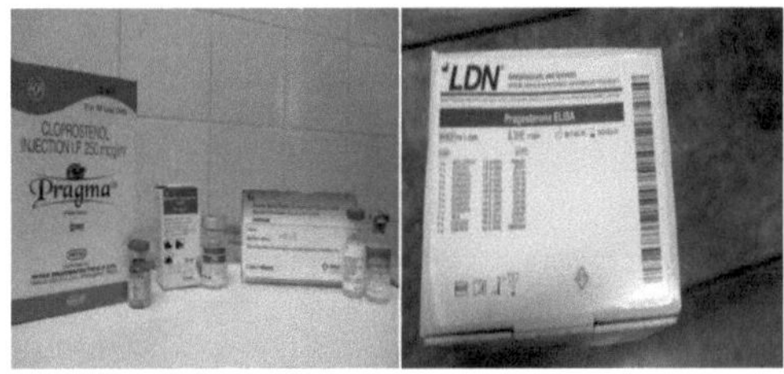

Hormonas utilizadas

Kit Progesterona ELISA

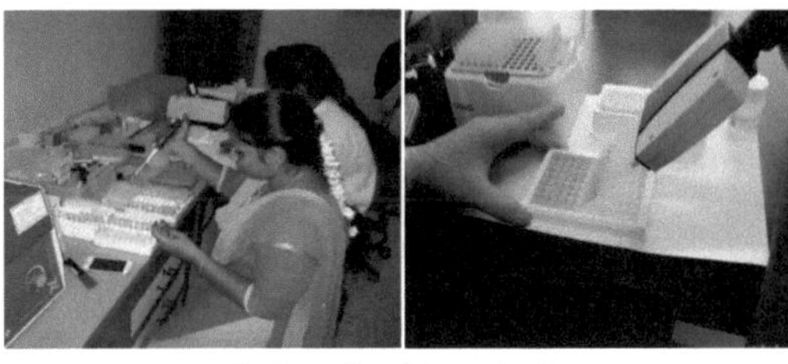

Estimativa bioquímica

Estimativa de progesterona

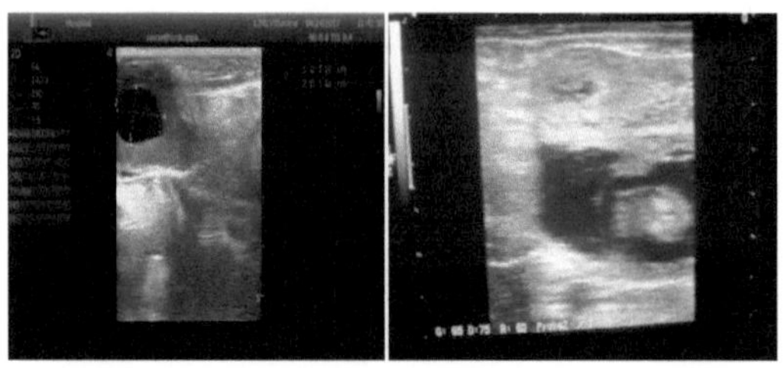

Folículo pré-ovulatório na altura da IA
Vesícula amniótica com embrião no dia

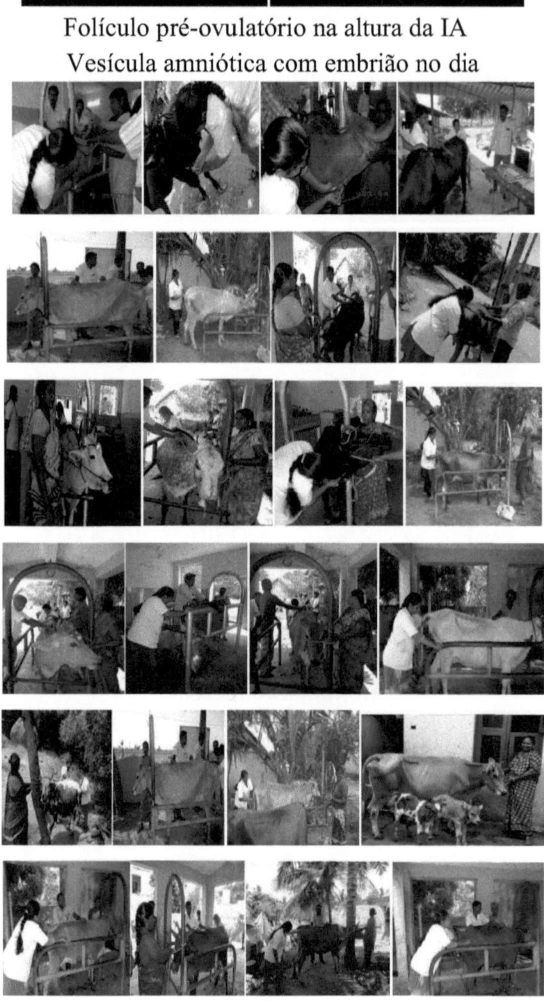

IV. RESULTADOS E DISCUSSÃO

No total, foram utilizadas para o estudo 92 vacas cruzadas Jersey de reprodução repetida, mantidas por agricultoras da região de Pondicherry. No estudo, de um total de 92 vacas, 36 ficaram prenhes, com uma taxa de conceção de 39,13%. Este valor foi ligeiramente superior ao registado em relatórios anteriores de cerca de 35% de taxa de conceção por inseminação artificial em vacas leiteiras cruzadas na Índia (NPCBB, 2013), Tamilnadu (Thirunavukkarasu e Kathiravan, 2009) e Puducherry (Kandasamy et al., 2004). O aumento da taxa de conceção pode dever-se ao tratamento efectuado aos animais antes da inseminação. A taxa de gravidez das vacas nos diferentes grupos de tratamento é apresentada na tabela 1. A taxa de prenhez foi mais elevada em todos os grupos de tratamento quando comparada com o grupo de controlo. A taxa de prenhez mais elevada foi obtida no Grupo V, seguida do Grupo II e, em todos os outros grupos de tratamento, a taxa de prenhez situou-se entre 31,25 e 33,33%. A taxa de conceção foi significativamente mais elevada (χ^2 = 6,47; Odds ration 0,1364; P= 0,01) no Grupo V, em comparação com o grupo de controlo. No Grupo V, as vacas foram pré-sincronizadas a fim de iniciar o protocolo de sincronização num momento favorável para obter uma boa taxa de prenhez, ou seja, durante a fase lútea inicial, sincronizadas com o protocolo Ovsynch-56 e substituíram o último GnRH por hCG. No presente estudo, a taxa de gravidez em vacas tratadas com Ovsynch-56 foi de 31,25%. Este resultado está de acordo com os resultados de Bahrami et al., 2012), que registaram uma taxa de conceção de 32% em vacas tratadas com Ovsynch-56. No entanto, o valor atual é inferior quando comparado com outros relatórios de 40 a 45 % de taxa de conceção em vacas tratadas com o protocolo Ovsynch-56 (Martine et al., 2011; Brusveen et al., 2008 e Kantharaj, 2015).

Tabela 1. Taxa de gravidez nos diferentes grupos de tratamento.

GRUPO	TRATAMENTO	Número de vacas	Número de grávida vacas	%
Controlo	IA no cio observado sem qualquer tratamento (Controlo)	15	3	20 %b
Grupo I	IA e Inj. GnRH no cio observado	15	5	33,33 %ab
Grupo II	Protocolo Ovsynch	13	6	46,10 %ab
Grupo III	Pré-sincronização seguida por Ovsynch	16	6	37,5 %ab
Grupo IV	Pré-sincronização seguida por Ovsynch 56	16	5	31,25 %ab
Grupo V	Pré-sincronização seguida por Ovsynch 56 com hCG	17	11	64.70 %a
Total		92	36	39.13 %

Valores com diferentes sobrescritos dentro da coluna diferem significativamente ($p \leq 0{,}01$) Relatórios anteriores opinaram que o protocolo Ovsynch-56 aumenta a sincronia da ovulação e permite mais tempo para o folículo recrutado sofrer maturação (Brusveen et al., 2008). No presente ensaio, o protocolo Ovsynch foi ligeiramente melhor quando comparado com o Ovsynch-56. Isto pode dever-se a um menor número de animais no grupo experimental. Verificou-se que a injeção de gonadotropina coriónica humana melhora a taxa de conceção em vacas reprodutoras repetidas. Este facto está de acordo com os resultados de Khan et al. (2003). A taxa de conceção mais elevada no grupo hCG pode ser atribuída a um aumento das concentrações de progesterona durante o diestro médio, principalmente devido à secreção pelo CL acessório, mas também através da estimulação do CL espontâneo (Rajamahendran e Sianangama, 1992). O aumento das concentrações endógenas de progesterona está associado a um maior desenvolvimento embrionário e à manutenção da gestação, especialmente durante as fases iniciais do diestro (Mann et al., 2001). Os valores médios da proteína total, do colesterol, do cálcio e do fósforo séricos e da concentração sérica de progesterona no momento da IA para vacas prenhes, não prenhes e para vacas em geral estão apresentados no quadro 2. Os valores médios dos parâmetros acima referidos em vacas prenhes e não prenhes são apresentados na tabela 3. Não há diferença significativa nos níveis de proteína total e colesterol entre vacas prenhes e não prenhes. Este resultado indica que a proteína total e o colesterol não desempenham um papel importante na síndroma de reprodução repetida na área de estudo. O nível de colesterol no presente estudo está de acordo com o estudo de Kunde, 2016, que relatou o valor de proteína total de 6,38 g/dL em vacas não prenhes. O nível médio de colesterol em vacas prenhes e não prenhes foi de 136,40 mg/dL e 142,6 mg/dL. Todos estes valores obtidos em vacas reprodutoras repetidas foram inferiores ao nível ótimo de 201,46 (Amle et al., 2014). Isso está de acordo com os resultados de Singh et al., 1998, que relataram valores mais baixos de colesterol em vacas reprodutoras repetidas em comparação com vacas normais. Uma vez que o colesterol no sangue é o precursor imediato da hormona esteroide (Singh et al., 2012), o nível mais baixo de colesterol no presente estudo pode ser uma das razões para a síndrome de reprodução repetida (Khan et al., 2010). O nível de cálcio sérico em vacas prenhes (8,40 mg/dL) foi significativamente mais elevado do que em vacas não prenhes (7,40 mg/dL). O nível é quase semelhante ao nível crítico em vacas leiteiras (McDowell et al., 1983). Hurley e Doane, 1989, referiram que os mecanismos dependentes do cálcio estão envolvidos na biossíntese de esteróides nas glândulas supra-renais e nos ovários. Além disso, o cálcio pode também desempenhar um papel na esteroidogénese, influenciando o fornecimento ou a utilização do colesterol pelas mitocôndrias ou estimulando a conversão da pregnenolona em progesterona. O nível de fósforo sérico em vacas prenhes (4,73 mg/dL) foi significativamente mais elevado do que em vacas não prenhes (3,90 mg/dL). O valor médio nas vacas prenhes está de acordo com a gama fisiológica normal e muito acima dos níveis críticos de 4-4,5 mg/dL, tal como referido por McDowell et al. (1983) para vacas leiteiras. A deficiência de fósforo tem influência ao nível da hipófise e do ovário, causando perturbações no funcionamento do eixo hipófise-ovário, o que resulta numa ação de bloqueio da hipófise (Herrick, 1977) ou na perturbação do processo de ovulação (Bhaskaran e Patil, 1982). Isto resulta na redução da função ovárica, o que leva à falha da fertilização ou à morte embrionária precoce (Chaurasia et al., 2010). Além disso, o fósforo é essencial para a transferência de energia através de ATP e a sua deficiência pode interromper o fenómeno da fertilização, resultando em condições de reprodução repetidas (Chaurasia et al., 2010). Embora estatisticamente não significativa, a concentração sérica de progesterona no dia da IA foi consideravelmente mais elevada nas vacas não grávidas do que nas vacas grávidas. Selvaraju et al. (2011) também encontraram níveis mais baixos de concentração de progesterona em vacas prenhes do que em vacas leiteiras cruzadas não prenhes no momento da IA. Um nível mais elevado de progesterona no momento do cio pode afetar o transporte de espermatozóides e óvulos, bem como o processo de fertilização e a subsequente passagem do embrião para o útero (De Silva et al., 1981). Duchens et al. (1995) afirmaram que o nível suprabasal de progesterona atrasa a ovulação, levando à retenção do folículo de Graaf por um período prolongado e danificando o oócito a tal ponto que mesmo a inseminação mais próxima do momento da ovulação pode não garantir a conceção. Da mesma forma, McCaughey e Cooper (1980) também observaram uma correlação negativa entre a taxa de não retorno e o nível de progesterona no leite no momento da inseminação. Assim, a concentração marginalmente mais elevada de progesterona no momento da inseminação artificial registada nas vacas não prenhes pode ter sido um dos factores que contribuíram para a não conceção nesse animal. O nível sérico de progesterona foi significativamente mais elevado ($P \leq 0,05$) nas vacas prenhes do que nas vacas não prenhes no dia 6 após a IA. A baixa concentração de progesterona no sangue explicaria a baixa fertilidade das vacas, uma vez que as concentrações de progesterona após a IA estão positivamente associadas à maturidade e funcionalidade do embrião (Garret et al., 1988), o que é fundamental para inibir a luteólise e manter a gravidez (Mann et al., 1995). A análise de variância (Tabela 4) mostra que há uma diferença altamente significativa ($P \leq 0,01$) nos níveis séricos de progesterona no dia 6 pós-IA entre os grupos de tratamento. Os valores médios dos níveis séricos de progesterona no dia 6 pós-IA para os diferentes grupos de tratamento em vacas prenhes e não prenhes foram apresentados na tabela 5. No presente estudo, o nível mais elevado de progesterona foi registado no Grupo V, tanto nas vacas prenhes como nas não prenhes. A taxa de prenhez mais elevada também foi obtida no Grupo V (64,70 %). A principal diferença no tratamento entre o Grupo V e os outros grupos é a inclusão/substituição de hCG no Grupo V. Roy e Prakash (2009) registaram concentrações mais elevadas de progesterona no sangue durante a gravidez. O tratamento com gonadotrofina coriónica humana (hCG) em vacas (Rajamahendran e Sianangama, 1992) tem sido associado a um número elevado de células luteais grandes e a uma redução do número de células luteais pequenas, acompanhado de um aumento da progesterona sérica. A fase lútea inicial induz a formação de corpos lúteos acessórios e aumenta a área de superfície e o volume do CL (Santos et al., 2001). Rajamahendran e Sianangama, (1992) relataram que as concentrações séricas de progesterona aumentam em resposta à hCG, principalmente devido à secreção pelos CL acessórios, mas também através da estimulação dos CL espontâneos. Assim, pode concluir-se que a hCG desempenhou um papel importante no aumento do nível de progesterona no dia 6 pós-IA e, por sua vez, melhorou a taxa de conceção em vacas leiteiras reprodutoras repetidas. Uma taxa de conceção mais elevada pode ser atribuída a um aumento da concentração de progesterona no soro durante o início do diestro como resultado da CL induzida. O aumento das concentrações de progesterona endógena está associado a um maior desenvolvimento embrionário e à manutenção da gravidez, especialmente durante as primeiras fases do diestro (Mann et al., 2001). O presente trabalho de investigação indica que, através da implementação de uma gestão científica da reprodução em bovinos leiteiros, podemos melhorar o desempenho reprodutivo dos bovinos leiteiros, o que, por sua vez, melhora o estatuto económico dos proprietários de bovinos leiteiros. Uma vez que o gado é mantido principalmente por mulheres rurais, a melhoria do potencial reprodutivo das vacas leiteiras assegurará definitivamente a autonomia económica das mulheres rurais.

Tabela 2.Valores médios (média±SE) de diferentes parâmetros em diferentes grupos de tratamento.

		vacas	Proteína total (g/dl)	Colesterol (mg/dl)	Cálcio mg/dl)	Fósforo (mg/dl)	(ng/ml) em o dia de Al
Controlo	Grávida	3	6.11±0.96	101.19±31.09	8.02±0.98	4.16±0.60	0.43±0.15
	Não grávida	12	5.13±0.27	119.92±11.56	7.28±0.31	4.16±0.21	1.07±0.46
	Global	15	5.32±0.29	116.17±10.75	7.43±0.31	4.16±0.20	0.94±0.37
I	Grávida	5	6.05±1.17	162.43±11.66	8.46±0.47	4.47±0.45	0.36±0.04
	Não grávida	10	5.55±0.31	137.95±14.06	7.31±0.36	3.94±0.35	1.80±1.12
	Em geral	15	5.72±0.42	146.11±10.35	7.70±0.31	4.11±0.28	1.32±0.76
II	Grávida	6	6.79±1.41	106.70±26.39	7.62±0.39	3.99±0.27	0.57±0.04
	Não grávida	7	6.93±0.87	128.91±13.41	8.00±0.49	3.69±0.32	1.10±0.52
	Em geral	13	6.87±0.77	118.66±13.87	7.83±0.31	3.83±0.21	0.85±0.28
Doente	Grávida	6	77.44±1.16	146.81±15.19	9.83±0.41	4.74±0.33	0.48±0.07
	Não grávida	10	5.04±0.51	143.06±12.28	7.27±0.39	3.87±0.25	0.42±0.04
	Global	16	5.94±0.60	144.47±9.25	8.23±0.43	4.19±0.22	0.44±0.03
IV	Grávida	5	7.64±1.62	155.38±18.60	8.72±0.25	4.39±0.16	0.40±0.05
	Não grávida	11	7.07±0.60	146.32±14.39	7.37±0.47	3.86±0.19	0.60±0.07
	Em geral	16	7.25±0.62	149.15±11.17	7.79±0.37	4.03±0.15	0.54±0.05
V	Grávida	11	14.55±0.81	137.72±6.91	8.07±0.51	4.07±0.56	0.60±0.06
	Não grávida	6	7.12±0.96	145.85±12.32	7.33±0.66	3.66±0.41	0.48±0.06
	Global	17	6.46±0.62	152.60±6.13	7.73±0.40	4.88±0.44	0.55±0.05

Tabela 3.Valores médios (média ± SE) de diferentes parâmetros com valores de P em vacas prenhes e não prenhes

Estado de gravidez	N.º de vacas	Proteína total (g/dL)	Colesterol (mg/dL)	Cálcio mg/dL)	Fósforo (mg/dL)	Progesterona (ng/mL) em o dia da IA	Progesterona (ng/mL) no dia 6 pós-IA
Não grávida	56	6.01 ± 0.25	136.40 ± 5.40	7.40 ± 0.17	3.90 ± 0.11	0.93 ± 0.23	1.76 ± 0.15
Grávida	36	6.65 ± 0.47	142.60 ± 7.26	8.40 ± 0.23	4.73 ± 0.22	0.50 ± 0.03	2.38 ± 0.14
P - Valor		0.189	0.4863	0.0007	0.0003	0.1366	0.0352
Significado		ns	ns	**	**	ns	*

ns = Não significativo (P ≥ 0,5);* Significativo (P ≤ 0,05);** Altamente significativo (P ≤ 0,01)

Tabela 4. Tabela ANOVA para os níveis de progesterona no dia 6 pós-AI

Tabela ANOVAT	SS	df	EM	p
Tratamento (entre grupos)	22.16	5	4.431	.0004
Residual (dentro do grupo)	74.38	86	0.8649	
lrotal	96.54	91		

Tabela 5. Nível médio (média ± SE) de progesterona (ng/ml) no dia 6 pós-IA nos diferentes grupos de tratamento

Grupo	Controlo	I	III	III	IVI	V
Não grávida	1.97 ± 0.23	2.61 ± 0.25	0.60 ± 0. 30 I	0.81±0.25	1.81 ± 0. 24I	2.8 ± 0.32
Grávida	1.77 ± 0.46	2.30 ± 0.35	2.88 ± 0. 32 I	1.82 ± 0.32	2.68 ± 0. 35I	2.48 ± 0.24
Em geral	1.87 ± 0.26d	2.46 ± 0.22e	1,74 ± 0,22abd	1.31 ± 0.203	2,24 ± 0,21bcde	2,64 ± 0,20ce

Em geral, as médias com diferentes sobrescritos diferem significativamente (P<0,05)

V. CONCLUSÃO E RECOMENDAÇÕES

A inclusão de hCG antes da IA no protocolo de sincronização do cio melhora a taxa de gravidez em vacas leiteiras de reprodução repetida. A inclusão de hCG no grupo de tratamento aumenta significativamente os níveis séricos de progesterona no dia 6 após a IA, como resultado da CL induzida. Uma vez que as concentrações endógenas de progesterona estão associadas ao desenvolvimento embrionário e à manutenção da gravidez, o aumento da progesterona sérica pela hCG, especialmente durante as fases iniciais do diestro, pode ter melhorado a taxa de conceção em vacas reprodutoras repetidas. O presente trabalho de investigação também demonstrou que o cálcio e o fósforo séricos são deficientes em vacas reprodutoras repetidas, afectando possivelmente o desempenho reprodutivo das vacas. Sensibilizar os produtores de leite, especialmente as mulheres que estão diretamente envolvidas na gestão das vacas leiteiras, para os sinais de cio, a deteção do cio, a importância do momento da IA, a importância de alimentar o gado com uma mistura de minerais e as tecnologias recentes disponíveis para melhorar a reprodução do gado. Deve ser dada formação de reciclagem aos veterinários de campo sobre as recentes tecnologias reprodutivas, como a sincronização/indução do cio/ovulação e os programas/protocolos de inseminação cronometrada, para evitar a deteção do cio e o momento inadequado da IA. Isto reforçará a capacidade dos prestadores de serviços para aplicarem eficazmente as tecnologias e popularizá-las entre os produtores de leite pobres das zonas rurais, beneficiando-os, em última análise, na melhoria da eficiência reprodutiva das suas vacas.

VI. RELEVÂNCIA SOCIAL E UTILIDADE DO PROJECTO

Possuir animais leiteiros nas zonas rurais aumenta a sua segurança financeira, o seu estatuto, a sua autoconfiança e oferece a oportunidade de ter controlo sobre o seu rendimento proveniente da venda de leite. A criação de gado ao nível do agregado familiar é, em grande medida, uma atividade liderada pelas mulheres e, por conseguinte, o rendimento do gado e as decisões relativas ao gado são principalmente tomadas por elas. As intervenções na Índia demonstraram que o apoio à criação de gado contribuiu significativamente para o empoderamento das mulheres. Por conseguinte, podemos concluir que a emancipação económica e o bem-estar social das mulheres rurais em Puducherry podem ser reforçados através da melhoria do desempenho reprodutivo das vacas leiteiras reprodutoras repetidas, mediante a adoção das mais recentes tecnologias reprodutivas.

VII. REFERÊNCIAS

Ahmed, W.M., El-Khadrawy, H.H., Hanafi, E.M., Ali, A.H. e Shalaby, S.A., 2010. Perspetiva clínica da síndrome de reprodução repetida em búfalos. J. Anim. Sci.,**6** (11):661-666

Ahmet, C., Ilker, S., Hasan, A. e Kamil, S., 2008. Concentrações de alguns elementos em vacas leiteiras com distúrbios reprodutivos, Bull. Vet. Inst. Pulawy, **52**: 109-112

Amle, M., Patodkar, V., Shelar, R. e Birade, H. 2014. Níveis bioquímicos séricos de vacas mestiças de reprodutores repetidos em condições rurais do distrito de Satara de Maharashtra. International J. of Advanced Vet. Sci. Tech.**3**:109-113.

Archbald,L.T.,Tran,T.,Massey,R.e Klapstein,E.1992. Taxas de conceção em vacas leiteiras após inseminação cronometrada e tratamento simultâneo com hormona libertadora de gonadotropina e/ou prostaglandina F2α. Theriogenology **37**: 723-731.

Arzumanzan, E.A. e Darotjuk, E.N. 1964. A importância dos factores bioquímicos no controlo da infertilidade em vacas. Anim. Breed. Abst.**33**: 3327.

Bahrami, A., Mosaferi, S., Hamali, H. e Ostadi, Z., 2012. Estudo comparativo da taxa de conceção de ressincronização com base em Ovsynch 48 e 56 horas em vacas leiteiras. Res. J. Biol. Sci.,**7**: 175-180

Bharadwaj, R.K., Randhawa, C.S., Randhawa, S.S. e Dhaliwal, P.S. 2010. Clinic-haematobiochemical profile in chronic anemic crossbred cattle. Indian J.Anim.Sci.**80**: 220-224.

Bhaskaran, R. e Patil, R.V., 1982. Effects of pre calving feed level on birth weight, calving difficulty and subsequent fertility. J. Anim. Sci.,**46**: 15-22

Birnie,L.M., Boradbent,P.J. e Hutchison,J.S.M.,1997. Falha do análogo de PGF2α em induzir luteólise em novilhas tratadas com agonista de GnRH. Vet. Rec., **140**:315

Britt, J.H. e Holtans, L.C. 1988. Rastreio endocrinológico de dadores de embriões e receptoras de transferência de embriões: uma revisão da investigação em bovinos. Theriogenology. **29**:189-202.

Brusveen, D.J., Cunha, A.P., Silva, C.D., Cunha, P.M., Sterry, R.A., Silva, E.P.B.,Guenther, J.N. e Wiltbank, M.C., 2008. A alteração do momento da segunda injeção da hormona libertadora de gonadotrofinas e da inseminação artificial (IA) durante o Ovsynch afecta as gravidezes por IA em vacas leiteiras em lactação. J. DairySci.,**91**: 1044-1052

Burke,J.M.,DeLaSota,R.L.,Risco,C.A.,Staples,C.R.,Schmitt,E.J.P,andTha tcher, W.W. 1996. Avaliação da inseminação temporizada com agonista da hormona libertadora de gonadotropina em vacas leiteiras em lactação. J. Dairy Sci.**79**:1385-1393.

Burle,P.M.,Mangle,N.S.,Kothekar,M.D.and.Kalorey,D.R.,1995.Blood biochemical profiles during various reproductive states of Sahiwal and JerseyxSahiwal cattle. Livestock Adv.,**20**:13-20.

Chaurasia, R., Kushwah, H.S., Chaurasia, D., Gendley, M.K. e Santra, A.K., 2010.Estudos comparativos sobre certos macrominerais durante vários estados reprodutivos em búfalos. Buffalo Bulletin, **29**: 291- 298

De Silva, A.W.M.V., Anderson, G.W., Gwazdauskas, F.C., McGilliard, M.L.e Lineweaver,J.A. 1981. Interrelationships with estrus behaviour and conception in dairy cattle. J. DairySci.**64**: 2409- 2418.

Dhoble,R.L. e Gupta,S.K., 1986. Serum calcium and inorganic phosphorous during postpartum anoestrous in buffaloes. Indian J. Anim. Health, **25**: 123-126

Duchens, M., Maciel, M., Gustafsson, H., Forsberg, M., Rodríguez-Martínez, H. e Edqvist, L., 1995. Influence of perioestrous suprabasal progesterone levels on cycle length, oestrous behaviour and ovulation in heifers. Anim. Reprod. Sci.,**37**:95-108

Dutta, J.C., Barman, N.N. e Baruah, R.N., 1991. Perfil bioquímico do sangue e espetrometria microbiana de vacas reprodutoras repetidas. IndianVet. J., **68**:

435-438

Eltohammy, M.M., Younis M., Salem H.A., Azouz A., Shawky N. e Farahat, A.A.,1989.Role of some micro and macro-elements during repeat breeding in buffaloes.Indian J. Anim. Sci.,**59**: 1409-1409

Estergreen, V.L., Frost, O.L., Gomes, W.R., Erb, R.E.e Bullard, J.F. 1968. Effectof ovariectomy on pregnancy maintaenance and parturition in dairy cows. J.DairySci.**50**: 1293-1295.

Ezhilarasan, C. 2014. Estudo ultrassonográfico das alterações ovarianas em relação ao padrão de estro e taxa de conceção em vacas cruzadas. Tese de Mestrado apresentada à Universidade de Pondicherry, Puducherry.

Garret, J.E., Geisert, R.D., Zavy, M.T. e Morgan, G.L. 1988. Evidence for maternal regulation of early conceptus growth and development in beef cattle. J.Reprod.Fertil.**84**: 437-446.

Geary, T.W., Salverson, R.R. e Whittier, J.C. 2001. Sincronização da ovulação usando GnRH ou hCG com o protocolo Co-synch em vacas de corte amamentadas. J.Anim.Sci.**79**: 2536-2541.

Gordon, I. 1996. Controlled Reproduction in Cattle and Buffaloes (Reprodução controlada em bovinos e búfalos).

Wallingford, Reino Unido: Cab International, pp. 215-244.

Herrick, J.B., 1977. Factores externos que afectam a reprodução em bovinos leiteiros. Primeiro Simpósio de toda a Índia sobre Anim. Reprod., 17-19 Ludhiana, Índia

Hidiroglou,M.1979.Trace element deficiencies and fertility in ruminants: Uma revisão.J. Dairy Sci.**62:**1195-1206.

Hurley, W.L. e Doane R.M., 1989. Recent developments in the roles of vitamins and minerals in reproduction (Desenvolvimentos recentes no papel das vitaminas e minerais na reprodução). J. Dairy Sci.,**72**:784-804

Hurley, W.L., Edgerton, L.A., Olds, D.e Hemkem, W.R., 1980. Estrus behaviorand endocrine status of dairy heifers with varied intake of phosphorus.

J.Dairy.Sci.,**65**:1979-1986

Kandasamy,N., Sastry,N.S.R. e Chandrahasan,C.2004. Repeat breeding in crossbred cattle in peri-urban regions of Pondicherry - a rapid appraisal submitted to Rajiv Gandhi College of Veterinary and Animal Sciences, Puducherry.

Khan, S., Thangavel, A. e Selvasubramaniyan, S. 2010. Perfil bioquímico do sangue em vacas reprodutoras repetidas. Tamilnadu J. Vet. Anim.Sci.**6**: 75-80.

Kim,U.H., Suh,G.H., Hur,T.Y., Kang,S.J., Kang, H.G., Park,S.B., Kim, H.S. e Kim, I.H., 2007. Comparação de dois tipos de protocolos de inseminação artificial cronometrada baseados em CIDR para vacas leiteiras de reprodução repetida.

J. Reprod. Dev., **53**:639-645

Kunde,A.A.S. 2016. Fertilidade no protocolo de co-sincronização à base de progesterona em vacas reprodutoras repetidas tratadas com GnRH /hCG no dia 6 pós-AI. Tese de mestrado submetida à Universidade de Pondicherry, Puducherry.

Mann G.E., Lamming, G.E. e Fray. M.D. 1995. Plasma estradiol and progesterone during early pregnancy in the cow and the effects of treatment with buserelin. Anim. Reprod. Sci. **37**: 121-131.

Mann, G.E., Payne, J.E. e Lamming, G.E. 2001. Hormonal regulation of oxytocin-induced prostaglandin F2α secretion by the bovine and ovine uterus in-vivo. Domest. Anim. Endocrinology.**21**: 127-141.

McCaugghey, W.J., Cooper, R.J. 1980. Avaliação da exatidão da deteção do estro em vacas leiteiras através do ensaio de progesterona.Vet.Rec. **107**: 508-510.

Mcdowell, L.R., Conrad, J.H., Ellis, G.L. e Loosli, J.K., 1983. Minerals for grazing ruminants in tropical regions (Minerais para ruminantes de pastagem em regiões tropicais). Instituto de Ciências Alimentares e Agrícolas da Universidade da Florida, Gainesville.

Melendez, P., Gonzalez, G., Aguilar, E., Loera, O., Risco, C. e Archbald, L.F., 2006. Comparação de dois protocolos de sincronização de cio e inseminação artificial cronometrada em gado leiteiro.J. Dairy Sci.,**89**: 4567-4572

Moreira, F., De La Sota, R.L., Diaz, T. e Thatcher, W.W. 2000. Efeito do dia do ciclo estral no início de um protocolo de inseminação artificial cronometrada nas respostas reprodutivas de novilhas leiteiras. J Anim Sci **78**:1568-1576.

Moreira, F., Orlandi, C., Risco, C.A., Mattos, R.,Lopes, F. e Thatcher, W.W., 2001. Efeitos da pré-sincronização e da somatotropina bovina nas taxas de prenhez de um protocolo de inseminação artificial cronometrada em vacas leiteiras em lactação.J. Dairy Sci., **84**: 1646-1659

Murugavel, K., Antoine, D, e Raju, M.S. 2010. Fertilidade após a sincronização do cio em vacas mestiças. Indian Vet J. **87:**513 - 514.

Murugavel, K., Yaniz, J.L., Santolaria, P., Lopez-Bejar, M. e Lopez-Gatius, F.2003. Sincronização do cio à base de prostaglandinas em vacas leiteiras pós-parto - Uma atualização. J. App. Res. Vet. Med.**1:**51-65.

Nair, S., Kharche, K.G.e Shrivastava O.P. 1987. Study on blood glucose and cholesterol in normal and abnormal cycling crossbred cows. Indian J. Anim. Reprod. **8**: 12-13.

Nanda, A.S. e Singh, J., 2008. Factores responsáveis pelo aumento dos intervalos entre partos em vacas cruzadas na Índia. Actas do XXV Congresso Mundial de Buiatria. Budapeste, Hungria. pp 100-107

NPCBB 2013. Projeto Nacional de Criação de Bovinos e Búfalos, Departamento de Pecuária, Lacticínios e Pescas, Ministério da Agricultura, Governo da Índia, Relatório Anual. 2012-13.

O'Farrell, K.J., Langley, O.H., Hartigan, P.J. e Sreenan, J.M., 1983. Fertilização e taxas de sobrevivência embrionária em vacas leiteiras abatidas como reprodutoras repetidas.Vet.Rec.,**112**: 95

Odde,K.G. 1990. Uma revisão da sincronização do cio em bovinos pós-parto. J. Anim. Sci. **68**: 817-830.

Peters, A.R., Mawhinney, I., Drew, S.B., Ward, S.J., Warren, M.J. e Gordon, P.J. 1999. Development of a Gonadotrophin-Releasing Hormone and prostaglandin regimen for the planned breeding of dairy cows. Vet. Rec. **145**: 516-521.

Pursley, J.R., Mee, M.O. e Wiltbank, M.C. 1995. Sincronização da ovulação em vacas leiteiras usando PGF2α e GnRH. Theriogenology **44**: 915-923.

Pursley, J.R., Silcox, R.W. e Wiltbank, M.C., 1998. Effect of time of artificial insemination on pregnancy rates, calving rates,pregnancy loss and gender ratio after synchronization of ovulation in lactating dairy cows. J. Dairy Sci.,**81**: 2139-2144

Rajamahendran,R.e Sianangama,P.C. 1992. Effect of human chorionic gonadotrophin on dominant follicles In Cows: formation of accessory corpora lutea, progesterone production and pregnancy rates. J. Reprod. Fert., **95**: 577-584.

Ramkumar, S. Rao, S.V.N. e Waldie Kevin, 2004. Dairy cattle rearing by the landless rural women in Pondicherry: A Path to Empowerment, Indian Journal Gender Studies, **11**: 205-222.

Roberts, S.J. 1986. Veterinary Obstetrics and Genital Diseases. 3ª Edn, S.J. Roberts-Woodstock, Nova Iorque, pp 381-399.

Rodrigues,C.A.,Teixeira,A.A., Ferreira,R.M., Ayres,H., Mancilha, R.F., Souza, A.H. e Baruselli ,P.S., 2010. Efeito da transferência de embriões em tempo fixo sobre a eficiência reprodutiva em vacas Holstein repetidoras de alta produção.Anim.Reprod. Sci.,**118**: 110-117

Roy, K.S. e Prakash, B.S. 2009. Perfis plasmáticos de progesterona, estradiol-17β e estrogénio total em relação ao comportamento estro durante a ovulação induzida em novilhas búfalas Murrah. J. Anim. Physio. Anim. Nutr. **93**: 486-495.

Rupde, N.D., Rode, A.M., Sarode, D.B., Zade, N.N., Jagtap, D.G. e Kaikini, A.S.,1993. Serum biochemical profiles in repeat breeders. Indian J. Anim.

Reprod.,**14** :79-81

Sahu, S., Cockrem, J., Parkinson, T e Laven, R. 2014. Os efeitos da exclusão da progesterona ou do dia 0 GnRH de um programa GnRH, Prostaglandina, GnRH + progesterona na sincronização da ovulação em novilhas leiteiras baseadas em pastagens. Theriogenology. **82:** 643- 651.

Santos,J.E.P., Thatcher,W.W.e Pool,L. 2001. Efeito da gonadotrofina coriónica humana na função luteal e no desempenho reprodutivo de vacas leiteiras Holstein de alta produção.J. Anim. Sci.**79:** 2881-2894.

Schmitt, E.J., Diaz, T., Barros, C.M., De Le Sola, R.L., Drost, M., Fredriksson, E.W.,Staples, C.R., Thorner, R. e Thatcher, W.W. 1996. Differential response of the luteal phase and fertility in cattle following ovulation of the first wave follicle with human chorionic gonadotrophin or agonist of GnRH. J. Anim. Sci. **74**: 1074-1083.

Schmitt,E.J.P., Diaz,T., Drost,M. e Thatcher,W.W. 1996. Utilização de um agonista da hormona libertadora de gonadotropina ou da gonadotropina coriónica humana para a inseminação temporizada em bovinos. J. Anim. Sci. **74:**1084 - 1091.

Selvaraju,M.,Veerapandian,C.,Kathiresan,D.e Chandrahasan,C. 2010. Relação entre os perfis de progesterona sérica antes, durante e após o estro e o estabelecimento da gravidez em vacas reprodutoras repetidas. Indian J. Field Vet., **5**:25-26.

Shukla, S.P., Sharma, R.D. e Jindal, R. 2000. Serum estradiol and progesterone levels during estrous cycle in repeat breeding crossbred cows. Indian J. Anim. Reprod.**21**: 112-114.

Singh, J., Pierson, P.A. e Adams, G.P. 1998. Atributos de imagem de ultrassom do corpo lúteo bovino: Correlações estruturais e funcionais. J. Reprod. Fertil.,**109**: 35-44.

Singh, S.K., Singh, D.P., RamNiwas, Srivastava, S.B. e Parwan, V.K. 2012. Atributos bioquímicos verus resposta ao estro em novilhas cruzadas tratadas

com medicamentos fitoterápicos compostos. The Bioscan, **7**: 673- 675.
Stevenson, J.S., Call, E.P., Scoby, R.K. e Phatake, A.P., 1990. Double insemination and Gonadotropin-Releasing Hormone treatment of repeat-breeding dairy cattle. J. Dairy Sci.,**73**:1766-1772
Stevenson, J.S., Kobayashi, Y. e Thompson, K.E., 1999. Desempenho reprodutivo de vacas leiteiras em vários sistemas de reprodução programados, incluindo Ovsynch e combinações de hormona libertadora de gonadotrofina e ProstaglandinF2α. J. Dairy Sci.,**82**: 506- 515.
Stevenson,J.S., Pursley,J.R., Garverick,H.A., Fricke,P.M., Kesler,D.J., Ottobre,J.S. e Wiltbank,M.C., 2006.Treatment of cycling and noncycling lactation dairy cows with progesterone during Ovsynch.
J. Dairy Sci.,**89**: 2567-2578
Thirunavukkarasu, M. e Kathiravan, G. 2009. Factores que afectam as taxas de conceção em bovinos inseminados artificialmente. Indian J. Anim. Sci., **79**:871-875.
Vasconcelos, J.L.M., Silcox, R.W., Rosa, G.J.M., Pursley, J.R. e Wiltbank, M.C.1999. Synchronization rate, size of the ovulatory follicle, and pregnancy rate after synchronization of ovulation beginning on different days of the estrus cycle in lactating dairy cows. Theriogenology. **52**: 1067-1078.
Vohra, S.C., Dindokar, C.K. e Kaikini, A.S. 1995. Studies on blood serum levels of certain biochemical constituents in normal cycling and anestrous crossbred cows. Indian J. Anim. Reprod.**16:** 85-87.
Wilcox,C.J. e Pfau.K.O., 1958. Effect of two services during estrus on the conception rate of dairycows. J. Dairy Sci.,**41**: 997
Wiltbank, M.C., Souza, A.H., Giordano, J.O., Nascimento, A.B., Vasconcelos, J.M.,Pereira, M.H.C., Fricke, P.M., Surjus, R.S., Zinsly, F.C.S., Carvalho, P.D.,Bender,R.W. e Sartori,R., 2012. Efeitos positivos e negativos da progesterona durante protocolos de IA cronometrada em bovinos leiteiros em lactação. Anim. Reprod., **9**: 231-241.

ANEXO

1) Dados relativos ao animal :

a) Número do processo. / Número de identificação:

b) Nome do proprietário:

c) Endereço:

d) Número de telefone

e) Raça:

f) Idade:

g) Cor:

2) Anamnese :

a) Número de partos:

b) Último parto:

c) Primeiro cio após o último parto:

d) N.º de inseminações:

e) Intervalo do ciclo estral (dias):

f) Duração do estro (hr):

g) Início do cio (hora):

3) No exame rectal :

a) Útero:

b) Ovário:

4) Protocolo:

Tempo:

i) Data de I PGF2α:

ii) Data de II PGF2α:

iii) Data da GnRH & BC:

iv) Data de PGF2α:

v) Data de GnRH / hCG:

iv) Data de AI & BC :

v) BC 6º dia após a IA :

vi) IA simples/duplo :

5) Outros parâmetros :

a) Intensidade do estro: fraco/ intermédio/ intenso

b) BCS:

6) Perfil bioquímico / hormonal :

Sl. Não.	Parâmetros	Valores obtidos
1.	Cálcio	
2.	Fósforo	
3.	Proteína total	
4.	Colesterol	

Sl. Não.	Estimativa hormonal	ng/ml
a)	Progesterona :	
1.	Estrum / IA (Dia 0)	
2.	6° dia pós-IA (Dia 6)	

7) Diagnóstico de gravidez em 45 pós-AI:

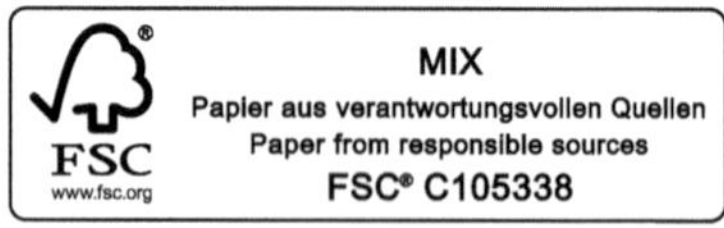

Printed by Books on Demand GmbH, Norderstedt / Germany